Dieta Vegetariana

Superando todos los obstáculos y dificultades para volverse vegano

(Recetas veganas simples y sabrosas para un estilo de vida saludable)

Jonatan Oliveira

TABLA DE CONTENIDOS

Introducción

Quiero darles las gracias y felicitarlos por comprar el Libro "Cuando Eres Vegano y Tu Pareja No".

El veganismo es un estilo de vida que no se limita solo a la dieta. Quienes implementan esta forma de vida buscan excluir de su cotidianeidad, tanto como sea posible, todas las formas de explotación y de crueldad animal, ya sea para obtener alimentos, prendas de vestir u otros objetos.

Existen muchas maneras de adoptar un estilo de vida vegano. Sin embargo, lo que todos los veganos tienen en común es que siguen una dieta desprovista de productos animales, dieta que no incluye carne, ni lácteos, ni huevos ni miel.

Además, no consumen productos como el cuero y marcas de cosméticos que realicen experimentos en animales.

Las razones por las cuales una persona decide adoptar el veganismo son diversas. La compasión y la empatía hacia el sufrimiento de los animales son a menudo los motivos principales por los cuales una persona decide transicional a esta filosofía de vida.

La proliferación de accesorios de moda, prendas de vestir, maquillaje, productos de limpieza, alimentos que provienen de animales y productos que fueron probados en animales parece ser interminable, lo cual a veces dificulta adoptar el veganismo. Afortunadamente, hoy en día existen múltiples alternativas de productos veganos que son accesibles y fáciles de adquirir.

Otra dificultad que experimentan las personas veganas es la limitación que a veces padecen en su vida social. A sus seres queridos les cuesta entender el estilo de vida en el que decidieron embarcarse y por esta razón muchas veces se muestran desconfiados, escépticos y no saben adaptar las comidas al paladar vegano. Esta dificultad se agudiza cuando se trata de una relación romántica donde uno de los miembros de la pareja es vegano y el otro no lo es.

¿Qué Es La Dieta Antiinflamatoria?

El cuerpo humano es una de las maravillas más sorprendentes e intrincadas que hemos encontrado como humanos. Como mecanismo complicado que es, hay muchos procesos que desconocemos, engranajes con los que no estamos del todo familiarizados que ayudan a explicar, de un modo u otro, el estado actual de nuestra salud.

En este caso me gustaría hablar de la bien informada y beneficiosa dieta antiinflamatoria. Seguramente tienes una noción más o menos clara de lo que es. Puede que hayas llegado a esta web por casualidad. En cualquier caso, aquí encontrarás todo lo relacionado con esta dieta que ha ganado muchos adeptos en los últimos tiempos.

Una dieta que es antiinflamatoria es simplemente un plan de alimentación identificado por tener una menor proporción de alimentos que causan inflamación dentro de su cuerpo. Una excelente ilustración de este tipo de dieta son las grasas trans. En términos comunes, cualquier persona que está extremadamente comprometida con su salud física es consciente de los productos o artículos que pueden dañar su salud mental y física.

La dieta antiinflamatoria, por su parte, es un consumo favorable de una serie de alimentos que analizaremos próximamente y que, por sus cualidades nutricionales aseguran la salud de toda persona.

En términos de propiedades nutricionales Protege las defensas de nuestro cuerpo contra el proceso inflamatorio que podría suponer que es, a su vez, un riesgo. En el futuro, se le enseñará cómo adherirse a este tipo de dieta en el método correcto.

Por el contrario, el impacto de esta dieta los procesos de inflamación en el cuerpo son positivo debido a que es una gran fuente de aceites esenciales como el Omega 6 , vegetales, entre otros. Pero no te preocupes, voy a demostrar todo esto (y más) en un futuro próximo.

La dieta está ganando mucha atención por dos razones principales: la sociedad está en una epifanía y es la autoconciencia. Cada vez somos más conscientes de la importancia de nuestra salud en general. una obligación ineludible para el ser humano.

Porque es eficaz y eficiente. Así lo demuestran numerosos estudios e investigaciones realizadas por el gobierno sobre este tema. El proceso inflamatorio que se activa en nuestro cuerpo puede tener efectos negativos. Por eso es importante no ser precavido y prudente

La eficacia de este tipo de dieta no depende de ninguna u otra interpretación. Es un hecho y, a partir de este momento, se le enseñará todo lo que necesita para utilizarla con la mayor eficacia.

Los beneficios de este tipo de dieta son beneficiosos para su salud en general.

Cada acción que realizamos es un resultado. Los comportamientos, cómo reaccionamos a lo que sucede a nuestro alrededor, nuestros hábitos alimenticios. Una decisión desencadena una reacción inmediata.

En caso de que tus elecciones alimentarias estén compuestas por comida basura, es probable que tengas sobrepeso. Pero, ¿es eso lo único en lo que hay que pensar antes de elegir los alimentos? En absoluto.

Los estudios más respetados en materia de nutrición han descubierto que una dieta desequilibrada basada principalmente en grasas trans o en alimentos altamente procesados aumenta significativamente la probabilidad de padecer enfermedades cardíacas, ciertas formas de cáncer, así como la obesidad mórbida a medio y largo plazo.

En contra de la creencia popular, la realidad es que la obesidad es sólo uno de los muchos problemas a los que nos enfrentamos cuando no cuidamos adecuadamente nuestra alimentación. Por lo tanto, es importante saber exactamente qué beneficios puede aportar a su vida desde el momento en que ponga en práctica un estilo de vida antiinflamatorio.

Primeros pasos

¿Cansado de modas pasajeras que no duran lo suficiente para presumir de tus hazañas? ¿Harto de sentirte inferior a los demás en todos los aspectos de tu vida?

¿Quieres volver a ser el centro de atención de todas las conversaciones? ¿Lo dejaste con tu pareja y necesitas un cambio en tu vida?

Estás de suerte amigo, soy Darío Gadel y vengo a presentarte el veganismo postureta. Un estilo de vida con el que volverás a estar a la moda, sin esfuerzos. Olvídate del running y de salir a la calle los días de frio, del crossfit y del esfuerzo o de los gin-tonics y sus mil tipos de aderezos. Ser vegano postureta es mucho más fácil. Solo debes decirlo. Dilo conmigo: Soy vegano. Abre la ventana y grítalo a los cuatro vientos: ¡¡SOY VEGANO!! Ya está, así de fácil. Ya lo eres. El primer paso ya lo has dado, ya has dicho que eres vegano. Ahora solo queda serlo.

Ser vegano postureta no te supondrá un gran esfuerzo, lo único que te pido es que estés atento, seas metódico y sobre todo no prescindas de ningún consejo que te doy. Con ello alcanzarás la santísima trinidad del vegano postureta: estar a la moda, superioridad moral en cualquier terreno y, sobre todo, ser el centro de atención de todas las miradas.

Otras Vitaminas Que Contribuyen Al Adecuado Nivel De Calcio

La vitamina K (que se encuentra en vegetales de hoja verde) contribuye a incrementar la regeneración del calcio y la densidad del hueso. La vitamina A, también presente en vegetales verdes, naranjas y amarillos, controla el proceso de tomar y devolver calcio a los huesos, pero es mucho más recomendable tomarla en forma de precursor (betacaroteno), ya que demasiada vitamina A preformada (retinol) puede provocar fracturas. El betacaroteno no incrementa el riesgo de fracturas, mientras que el retinol, la vitamina A preformada, si lo hace, debido a que la naturaleza acidificante de los alimentos animales ricos en vitamina A, y su contenido en grasas y colesterol, contribuyen a aumentar la incidencia de osteoporosis. El betacaroteno se encuentra en más concentración en los vegetales cuyo color es más intenso, especialmente los amarillos y naranjas, que nunca deben faltar en nuestra dieta.

Sopa Minestron Clásica

Ingredientes:

2 taza de frijoles rojos enlatados, enjuagados 8 tazas de agua

2 taza de pasta pequeña como coditos u orzo sal y pimienta al gusto

Perejil fresco picado para decorar

4 zanahorias grandes, peladas y picadas 6 tallos de apio, picados

2 cebolla mediana picada 2 dientes de ajo picados

4 calabacines picados 2 taza de floretes de brócoli 2 taza de hojas de espinaca

2 lata tomates triturados

Instrucciones:

1. Combine todos los ingredientes excepto la pasta en una olla para sopa.
2. Llevar a ebullición y luego cocine a fuego lento durante al menos una hora hasta que las verduras estén blandas.
3. Agregue la pasta durante los últimos quince minutos de cocción y cocine de ocho a diez minutos.
4. También puedes cocinar la sopa en la olla de barro.
5. Simplemente agregue todos los ingredientes a la vez.

Cazuela De Verduras Saludable

Ingredientes:

2 taza de arroz integral cocido

2 lata de 8 onzas de sopa de tomate

2 lata de 8 onzas de legumbres como garbanzos o frijoles

8 tazas de vegetales de su elección: pruebe calabacín, champiñones, zanahorias, apio, berenjena, tomates, puerros, cebollas, ajo, papas

Instrucciones:

1. Rocíe una cacerola mediana con aceite en aerosol antiadherente.
2. Capa con arroz integral.
3. Agrega las verduras encima del arroz.
4. Puede mezclar las verduras, elegir un tipo de verdura o colocar capas de diferentes tipos, depende de usted.
5. Vierta la sopa sobre las verduras. Tape y hornee a 350 grados durante 80 a 90 minutos.

Platos Principales

Pizza Pita

Ingredientes
- 1 pimiento amarillo, sin semillas y membranas, cortadas en tiras finas
- 2 /8 taza de hojas de espinacas tiernas picadas en trozos finos
- 1 taza de queso mozzarella rallado
- Albahaca fresca, en rodajas finas para decorar
- 1/2 cucharadita. aceite de oliva
- 1 cebolla pequeña, pelada y picada y cortada en cubitos
- 2 diente de ajo, pelado y picado
- 1/2 cucharadita. Orégano seco
- 1/2 cucharadita. albahaca seca

- 1/2 cucharadita. hojuelas de pimiento rojo triturado
- 2 vida de la bahía
- 1 taza de tomates enteros pelados enteros, picados
- 1 taza de pasta de tomate
- 4 panes de pita de trigo integral

1. Precaliente el horno a 350 grados Fahrenheit.
2. A fuego medio, caliente el aceite en una sartén.
3. Agregue la cebolla y el ajo, revolviendo ocasionalmente para que no se quemen.
4. Cocine durante aproximadamente 5-10 minutos hasta que ambos estén de color marrón
5. . Espolvorea orégano, albahaca, hojuelas de pimiento rojo y laurel.

6. Mezcla especias juntas.
7. Agregue los tomates pelados y la pasta de tomate, aumente a fuego alto.
8. Una vez que hierva, baje el fuego a medio-bajo y permita que la mezcla hierva a fuego lento hasta que la salsa esté espesa.
9. Arregle las pizzas en bandejas para hornear.
10. Divida la salsa entre las pitas, dejando un borde de corteza.
11. Espolvorea queso mozzarella encima.
12. Hornee en el horno durante 35 a 40 minutos.

Bruschetta De Tomate Especial

Ingredientes

- 1-5 onza de queso mozzarella, en rodajas
- Sal y pimienta al gusto.
- 2 cucharada. Aceite de oliva
- 4 cucharaditas. jugo de limón o vinagre balsámico
- 2 cucharadita. claro cariño
- hojas de albahaca para decorar
- 8 panecillos
- 8 dientes de ajo
- 4 cucharadas. Mantequilla
- 2 cucharada. Albahaca picada
- 8 tomates grandes
- 2 cucharada. Pasta de tomate
- 16 aceitunas negras, sin hueso y cortadas a la mitad

1. Coloque los rollos en la tabla de cortar y córtelos por la mitad.

2. Transfiera a un horno tostador o al horno para dorar y quebradizo. Precaliente el horno a 350 grados Fahrenheit.
3. Coloque la mantequilla, el ajo y la albahaca picada en un tazón pequeño y revuelva hasta que se combinen.
4. Una vez que los rollos estén tostados, vierta la mezcla de ajo en cada mitad.

5. Vierta agua hirviendo en un tazón grande, corte una pequeña cruz en la base de cada tomate y colóquelo en agua hirviendo.

6. Después de que los tomates se ablanden, retire y pele la carne lejos de los tomates.

7. Una vez que se haya eliminado la carne, córtela en cuadrados pequeños.

8. Vierta los tomates cortados en cubitos, el tomate al ritmo y las aceitunas en un tazón y mezcle.

9. Cuchara en rollos.

10. En un recipiente aparte, mezcle el aceite de oliva, el jugo de limón y la miel.

11. Rocíe la mezcla sobre los rollos cubiertos de tomate y coloque las rodajas de mozzarella en la parte superior.

12. Espolvorear con sal y pimienta. Coloque los rollos en una bandeja para hornear y colóquelos en el horno.

13. Derrita el queso por unos 1-5 minutos.

14. Transfiera los rollos a una fuente o bandeja y decore con hojas de albahaca.

Batido De Avellanas Y Frutas

Ingredientes:

2 cucharada de almendras picadas

4 cucharadas de tofu

1 taza de cubitos de hielo

2 manzana pequeña, pelada y cortada

2 naranja pequeña, pelada y cortada

1 vaso de agua

2 cucharada de avellanas, picada

Preparación:

1. Combinar los ingredientes en una licuadora durante 80-90 segundos.
2. Servir frío.

Batido De Quinua

Ingredientes:

2 taza de leche de coco

2 cucharadita de vainilla molida

2 cucharada de azúcar

2 taza de quinua, cocinado

2 plátano

1 taza de fresas

2 taza de yogur de coco, estilo griego

Preparación:

1. Combinar los ingredientes en una licuadora y mezclar durante unos minutos, hasta que la mezcla quede suave.
2. Dejar enfriar en la nevera.

Verduras Fritas Con Tofu

Ingredientes:

4 pimientos rojos medianos

sal al gusto

2 cucharada de aceite de oliva

1 taza de tofu suave

2 cebolla pequeña

2 zanahoria pequeña

2 tomate pequeño

Preparación:

1. Lave y seque las verduras con papel de cocina.
2. Cortar en rodajas finas o tiras.
3. Calentar el aceite de oliva a una temperatura media y freír las verduras durante unos 20 minutos, mezclando constantemente.
4. Añadir sal y mezclar bien.
5. Debe esperar hasta que las verduras se ablanden, y a continuación, añadir el tofu suave.
6. Mezclar bien.
7. Freír durante otros 5-10 minutos.
8. Retirar del fuego y servir.

Helado De Cereza

Ingredientes:

½ de taza de leche de almendras

2 cucharadita de extracto de cereza

2 cucharada de azúcar moreno

2 cucharada de crema de soja batida

1 taza de cerezas congeladas

1 taza de yogur congelado de almendras

1 taza de crema de almendras

Preparación:

1. Poner las cerezas, la crema de almendras, la leche de almendras y el azúcar en una licuadora durante 60 segundos, hasta obtener una mezcla suave.
2. Mientras tanto, combine el extracto de cereza con el yogur de almendras congelado y la crema en un tazón pequeño.
3. Vierta ambas mezclas en vasos altos, con el yogur de almendras congelado en la parte superior.
4. Dejar en la nevera durante la noche.

Ejemplificando Almendras

Ingredientes:

1 taza de puré de tofu suave

2 cucharada de azúcar moreno

1 taza de almendras tostadas

4 cucharadas de chocolate negro rallado
4 tazas de leche de almendras

4 cucharadas de crema de almendras

Preparación:

1. Calentar suavemente la leche de
   almendras a baja temperatura.

2. Agregue la crema de almendras y mezcle bien.
3. ¡No debe dejar que hierva!
4. Retirar del fuego y añadir el chocolate.
5. Revuelva hasta que el chocolate se derrita.
6. Dejar que se enfríe.
7. Ahora agregue el puré suave de tofu, el azúcar y las almendras.
8. Mezclar bien durante varios minutos y verter en vasos altos.
9. Congelar durante la noche y servir.

Puré De Remolacha Y Arándanos

Los ingredientes

1 taza de arándanos congelados

4 remolachas medianas regulares, bien limpiadas con agua, sin piel y cortadas en trozos

Preparación

1. Coloca las remolachas picadas/peladas en una cacerola con los arándanos.
2. Llena con suficiente agua, de modo que cubra la parte superior de los arándanos y las remolachas, y cocina por 45 a 50 minutos a fuego medio hasta que las remolachas se ablanden.
3. Transfiere a una licuadora y mezcla hasta que esté suave.
4. Sirve inmediatamente.

Salsa De Verduras Y Parmesano Servido Con Pasta

2 cucharada de brócoli picado

2 taza de harina integral

8 tazas de pasta

40 tazas de queso Daiya vegano rallado

2 cucharada de leche materna

Preparación

1. Cocina la pasta como el paquete aconseja. Pica los brotes de brócoli en trozos pequeños y al vapor en una olla hasta que estén tiernos, alrededor de 2 0 minutos.

2. Mientras tanto, en una sartén o cacerola, agrega la harina y revuelve bien, agregando gradualmente la leche, revolviendo ocasionalmente hasta que la salsa esté cremosa.

3. Añade el queso Daiya y remueve. Añade las verduras y la pasta cocida.

4. Revuelve hasta que esté recogido y sirve caliente o tibio.

Caramelo De Gummi De Naranja Creamsicle

INGREDIENTES:

-

4 taza de jugo de naranja

-

2 taza de leche de coco

-

4 cucharadas de jarabe de arce

- 1 cucharadita de extracto de vainilla

- 6 cucharadas de agar agar

INSTRUCCIONES:

1. Comience mezclando jugo de naranja, leche de coco, jarabe de arce, extracto de vainilla y agar agar en una cacerola mediana.

2. Calienta la mezcla a fuego medio alto. Debe hervir a fuego lento durante unos 1-5 minutos.

3. Retire la mezcla gomosa del fuego. Verter la mezcla en un molde.

4. Refrigere el caramelo gomoso durante al menos 60 minutos para que se solidifique por completo.

Caldo De Vegetales

-
- Azúcar: 0 g.

- 4 pimientos morrones (rojos o amarillos, sin semillas) 2 tazas de col rizada (picada)
- 30 tazas de agua
- 2 taza de perejil (fresco)
- Sal y pimienta negra al gusto 8 cebollas (picadas)
- 8 dientes de ajo (picados) 6 zanahorias (picadas)
- 10 tallos de apio (sin hojas, picados)
- 5-10 batatas (en cubos)
-

MÉTODO

1. Precaliente el horno a 450 °F/250 °C y cubra una bandeja para hornear con papel pergamino.

2. Coloque las cebollas picadas, el ajo, las zanahorias, el apio, la batata, los pimientos, la col rizada y el perejil en la bandeja para hornear.

3. 6 . Rocíe las verduras con una cantidad generosa de aceite de oliva, revuelva las verduras para cubrirlas uniformemente y póngalas en el horno.

4. Deje asar las verduras durante aproximadamente 2 hora o hasta que se doren.

5. 10 . Ponga una olla grande a fuego medio y agregue 30 tazas de agua.

6. Mientras el agua se calienta, agregue las verduras y baje el fuego a fuego lento una vez que comience a hervir.

7. Agregue la pasta de miso, el perejil y la levadura nutricional.

8. Revuelva para asegurarse de que la pasta de miso esté completamente incorporada.

9. Deje que el caldo hierva a fuego lento hasta que el agua se haya reducido a la mitad.

10. Agregue sal, pimienta y cualquier otra especia deseada al gusto mientras revuelve ocasionalmente.

11. Retire la olla del fuego y deje que el caldo de verduras se enfríe durante unos 5-10 minutos.

12. 2 2 . Vierta el caldo a través de un colador y recójalo en una segunda olla grande.

13. Las verduras sobrantes se pueden usar como una deliciosa guarnición.

14. Use el caldo para una receta o guárdelo en lotes en recipientes herméticos en el refrigerador.

15. Usar o consumir dentro de los 4 días.

16. Guarde cada lote individualmente en el congelador por un máximo de 60 días.

17. Use un microondas o una olla para descongelar y recalentar el caldo.

Hash Browns Con Un Toque Picante

Ingredientes:

- 4 cucharadas de aceite de oliva ligero
- 13   tazas de patatas, cortadas en dados
- Sal y pimienta negra al gusto
- 2 cucharadita de pimentón
- 1/2 de cucharadita de pimienta roja
- 1/2 de cucharadita de chile en polvo

Direcciones:

1. Poner el horno a 200°C y sacar un bol grande.
2. Mezcle el aceite de oliva ligero, el chile en polvo, los pimientos rojos, la

sal, la pimienta negra y el pimentón. Revuelva bien.

3. Reboza las patatas en la mezcla y colócalas en una bandeja para hornear en una sola capa

4. Hornear durante unos treinta minutos

Tazón De Quinoa Y Chocolate

Ingredientes:

- 1/2 de taza de frambuesas frescas
- 2 cucharada de canela
- 2 cucharada de linaza
- 2 taza de agua
- 2 taza de leche de almendras; quinoa; agua
- 2 plátano
- 4 cucharadas de mantequilla de coco; cacao en polvo
- 2 cucharada de semillas de chía molidas

Direcciones:

1. Ponga la canela, la leche, el agua y la quinoa en una olla, y llévela a ebullición antes de bajarla a fuego lento.
2. Tapa y cocina a fuego lento durante veinticinco o treinta minutos.

3. Haz un puré de plátano, mezclando la mantequilla de coco, la linaza y el cacao en polvo.
4. Vierte una taza de quinoa en un bol y, a continuación, añade el pudin, las frambuesas, las semillas de chía y las nueces, si las utilizas, antes de servir.

Fetuccini De Zanahoria Con Un Solo Ingrediente

INGREDIENTES:

- 1-5 zanahorias orgánicas por persona
- *agua*
- *sal marina*

PREPARACIÓN:

1. Pele las zanahorias con un pelador de verduras.

2. Las pieles se deben tirar.

3. Para crear unos atractivos "fideos" de fettuccini, sigue pelando las zanahorias hasta obtener la forma deseada.

4. 6 . Pon una olla con agua a hervir, añade los "fideos", añade la sal y retira del fuego.

5. Cocina a fuego lento hasta que la carne de la zanahoria esté tierna, y luego retira.

6. Coloca en una fuente para servir y disfruta. Puedes añadir aceitunas negras cortadas sin hueso (opcional),

Hummus Con Aceitunas

Ingredientes:

1/2 taza de jugo de limón fresco

1/2 taza de aceitunas negras sin hueso, cortadas en cubos

5-10 onzas de garbanzos cocidos, escurridos y enjuagados

2 cucharada de agua

Instrucciones:

1. Combina todos los ingredientes en un procesador de alimentos o licuadora y pulsa hasta que esté cremoso.
2. Pásalo a un plato y sírvelo con galletas, pan o trozos de pita de grano entero.

Sopa De Garbanzos Preparada Al Estilo Griego

Ingredientes:

2 cucharadita de sal marina

8 dientes de ajo, picados finamente

2 lata pequeña de tomate triturado

6 tazas de agua

4 cucharadas de aceite de oliva

Sal y pimienta al gusto

400 g de garbanzos

2 cebolla grande, picada

2 cucharadita de romero seco

6 cucharadas de perejil fresco picado

Instrucciones:

1. Añade todos los ingredientes a una olla grande.
2. Poner a hervir, luego cocinar a fuego lento durante una hora hasta que los sabores estén bien mezclados.
3. También puedes cocinarlo en una olla de cocción lenta 1-5 horas.
4. Recuerda dejar los garbanzos a remojo la noche anterior.

Crepes Simples

Ingredientes

- 2 cucharadita. manteca
- Nata montada, para el relleno
- Unos puñados de fresas, enjuagadas sin tallos y cortadas por la mitad
- Unos puñados de frambuesas, enjuagadas y escurridas
- Unos puñados de arándanos, enjuagados y escurridos

- 6 huevos
- ¼ taza + 4 cucharadas. Harina para todo uso
- 2 1 taza de leche
- 2 cucharada. Azúcar granulada
- 2 cucharada. Aceite vegetal
- Pizca de sal

1. Combine los huevos, la harina, la leche, el azúcar, el aceite y la sal en una licuadora o procesador de alimentos.

2. Mezclar hasta que esté suave.

3. Transfiera la masa a un tazón, cubra y reserve en el refrigerador durante al menos 60 minutos.

4. Agregue la mantequilla en una sartén antiadherente sobre fuego medio-alto.

5. Una vez que la mantequilla se haya derretido, agregue ½ de taza de la masa en el sartén y revuelva para cubrir todo el fondo de la sartén.

6. Cocine hasta que la crepe se dore ligeramente, alrededor de 5 a 10 minutos.

7. Dar la vuelta y cocinar el segundo lado hasta que esté ligeramente dorado.

8. Transfiera a platos y rocíe una línea de crema batida por el medio.
9. Espolvorea tu fruta. Dobla los lados suavemente para hacer un cilindro.

Cero Aloo Chutney

INGREDIENTES

- 2 chile verde
- 2 cucharadita de sal
- 2 diente de ajo pequeño
- 2 cm de raíz de jengibre picada
- Zumo de medio limón
- 250 grs de yogur de soja
- 2 cucharadita de garam masala en polvo
- 1 cucharadita de coriandro molido
- 1 cucharadita de comino molido
- *1200 grs de patatas pequeñas con piel*
- Aceite de oliva
- Media taza de hojas de menta fresca

- Media taza de hojas de cilantro frescas

INSTRUCCIONES

1. ponemos las patatas en una cacerola y llevamos al fuego y hervimos hasta que estén "al dente".
2. mientras, colocamos en el vaso de la batidora la menta, el cilantro, el chile troceado y sin cabo, la sal, el ajo, el jengibre, el zumo de limón y lo trituramos todo.
3. añadimos el yogur de soja y el resto de especias y lo mezclamos con una cuchara o un tenedor.
4. Atención: ¡no batir porque se volvería muy líquido! Retiramos y reservamos. calentamos el horno a 250ºc. colamos las patatas, las dejamos enfriar y les quitamos la piel.

5. mezclamos las patatas con la sal, las ponemos en una fuente y las metemos al horno, cuando esté bien caliente durante 5-10 minutos.

6. retiramos la bandeja del horno, pincelamos con aceite de oliva y volvemos a meter en el horno otros 5-10 minutos más. servimos.

Sopa De Cebolla A La Francesa

Ingredientes:

- 1 litro de caldo.
- 16 rebanadas de pan blanco.
- 120 g de queso gruyere rallado.
- Sal y pimienta al gusto.
- 1000 g de cebollas lavadas y cortadas en tiras.
- 120 g de manteca.
- 2 taza de leche.
- 4 cda de harina de trigo.

1. Modo de preparación: Saltear las cebollas en una olla junto a la manteca.
2. Luego de que se hayan puesto transparentes agregar la harina de trigo, se debe revolver con una cuchara de madera, luego se incorpora lentamente la leche.
3. Posteriormente se coloca el caldo de pollo, se salpimienta al gusto, dejando en el fuego unos 60 minutos más.
4. Cortar el pan en ruedas y poner a tostar.
5. Colocar el queso y luego gratinar.
6. Al momento de servir se deben poner las rodajas de pan en el fondo del plato y colocar sobre estas la sopa caliente.

Crema De Espárragos-Blanca

Ingredientes:

- 2 l de agua.
- 1 litro de leche.
- Aceite de oliva.
- Un trozo de pan.
- 1000 g de espárragos.
- 2 patata mediana.
- 2 cebolla mediana.
- 100 g de mantequilla
- 50 g de queso parmesano rallado

1. Modo de preparación: lavamos los vegetales y pelamos, en una olla con suficiente agua ponemos a hervir las patatas, los espárragos y la cebolla, por unos 45 a 50 minutos, hasta que

se hayan ablandado los dos primeros. Escurrimos el agua.

2. En una batidora o licuadora, colocamos todos estos vegetales y los licuamos con agua, hasta que quede bastante uniforme.

3. Si está muy espesa, puedes colocar algo de leche hasta llevarla al punto deseado.

4. Procedemos a colocar sobre fuego lento, mientras revolvemos y salpimentamos al gusto, agregando mantequilla y el queso rallado.

5. Tostamos el pan y lo cortamos en cuadritos.

6. Al momento de servir, colocar estos trozos de pan sobre la crema caliente con un poco de aceite de oliva.

Keto Vegetariano: Cena - Aguacate Con Algas Nori Y Pepino

Ingredientes:

- Posibles Ingredientes para las Adiciones:
- Rábanos rosados - en rodajas finas
- 1 mango maduro
- 1 jícama pequeña - pelada - en tiras
- 2 libra de pepinos en rodajas finas
- 8 hojas de algas nori
- Semillas de sésamo tostadas
- Opcional: Polvo de chile molido
- 2 aguacate maduro - blandos
- 6 1 oz. de tofu en tiras
- Salsa de soja alternativa para servir

Instrucciones:

1. Coloca la hoja de nori en una tabla de cortar seca, con el lado brillante hacia abajo.

2. Ten a disposición un recipiente con agua.

3. Comienza en el borde izquierdo de la rebanada de pepino en el nori, ligeramente superpuesto.

4. Deja 2 pulgada a la derecha. Espolvorea con el chile en polvo y las semillas de sésamo.

5. Esparce la salsa tahini sobre el pepino y añade las hojas de ensalada o los rábanos.

6. Deja unos 4 centímetros en el borde izquierdo.

7. Enrolla bien usando el agua para sellar el nori.

8. Corta en 12 trozos y disfruta con tu salsa vegetariana favorita.

9. Haz cualquier cambio, pero considera las diferencias de carbohidratos.

10. Sirve.

Curry Con Cebada, Hinojo Y Col Roja

- Cúrcuma
- Pimentón
- Curry
- Canela
- Leche de coco
- *Aceite y sal*

- ½ de hinojo
- ½ de col lombarda
- 4-10 hojas de kale
- 400 g de cebada cocida
- 1 cebolla
- 2 tomate mediano
- Comino
- Jengibre

1. Picamos el hinojo, la col y el kale en trozos pequeños y reservamos. Sofreímos en una sartén la cebolla y añadimos un tomate triturado.
2. Una vez bien mezclado añadimos las verduras picadas.
3. Añadimos ahora 1 cucharada pequeña del comino, jengibre, cúrcuma y pimentón, una cucharada pequeña de curry y ½ de canela.
4. Mezclamos todo bien y añadimos unos 200 ml de leche de coco.
5. Una vez todos los ingredientes integrados añadimos la cebada y salpimentamos al gusto. ¡listo!

Un Guiso De Calabaza Y Verduras Verdes

ingredientes

- 2 cucharadita de semillas de calabaza
- sal
- pimienta
- 2 pizca de cilantro molido
- 2 tallo de cilantro fresco (al gusto)

- 2 cebolla morada pequeña
- 2 pieza de calabaza Hokkaido
- 100 g de judías verdes
- 400 ml de caldo de verduras clásico
  Pasos de preparación

Pelar la cebolla y picar finamente.

Quita el corazón de la calabaza con una cucharada, córtala en trozos grandes y pélala con un pelador.

Cortar las rodajas de calabaza en cubos de 2 cm.

Lavar las judías, escurrirlas en un colador, limpiar y cortar en diagonal en rodajas de 5-10 mm de grosor.

Pon la cebolla picada y en rodajas frijoles en una cacerola con el caldo.

Llevar a ebullición y cocinar tapado durante 1-5 minutos.

Agregue los trozos de calabaza, hierva nuevamente y cocine tapado por otros 10 a 15 minutos a fuego lento.

Mientras tanto, pica finamente las semillas de calabaza.

Asar en una cacerola pequeña sin grasa y dejar enfriar.

Sazone el guiso de calabaza con sal, pimienta y cilantro.

Espolvorea con las semillas de calabaza, decora con unas hojas de cilantros si quieres y sirve.

Una Fantástica Opción Nutritive

A muchos nos encanta la margarina

Ingredientes

• 4 cucharaditas de levadura nutricional o de cerveza

• 1/2 cucharadita de sal

• 1 taza de leche vegetal sin endulzar, (preferiblemente leche de soja)

• 4 cucharaditas de zumo de limón

• 3 tazas de aceite de coco derretido, ver notas

• 1/2 taza de aceite yo usé aceite de girasol, ver notas

Elaboración

¿SOY VEGANO? DESCÚBRELO

1. Mezcla la leche y el zumo en un bol.
2. Déjalo reposar durante un minuto o hasta que veas que tiene un aspecto más denso como si se hubiera cortado.
3. También se puede mezclar en el vaso de la batidora.
4. Echa la mezcla y el resto de los ingredientes en una batidora de vaso y bate hasta que estén totalmente integrados.
5. Pon la mezcla en un recipiente y deja reposar en la nevera hasta que tenga una textura sólida.
6. Guárdala en el frigorífico, pero ten en cuenta que lo ideal es sacarla un rato antes de consumirla para que no esté tan dura.
7. Su conservación es entre dos y tres semanas.

Galletas De Almendras

Ingredientes:

- 1/2 de taza de chips de chocolate no lácteos

- 1/2 de taza de almendras asadas

- 1/2 cuchara de té polvo de hornear

- 4 cucharadas de coco rallado (opcional)

- 2 1 cucharadas de azúcar de coco

- 4 cucharadas de jarabe de arroz integral
- 1 cucharadita de extracto de vainilla

- 1 taza de avena en hojuelas

- 1 cucharadita de sal marina fina

- 4 cucharadas de proteína de guisante en polvo

- 2 cucharada de semillas de cáñamo (opcional)

- 1/2 de taza de mantequilla de almendras cremosa

- 8 cucharaditas de leche no láctea

Instrucciones:

1. tome una bandeja para hornear con papel pergamino y reserve.

2. Agregue la avena y las almendras en el tazón de los alimentos y mezcle hasta que se formen migas finas.

3. Transfiera a un tazón.

4. Agregue el azúcar de coco, la sal, el coco rallado, el polvo de hornear, las semillas de cáñamo y la proteína en polvo en el tazón y mezcle bien.

5. Agregue la mantequilla de almendras y el jarabe de arroz integral en una cacerola.

6. Coloque la cacerola a fuego lento. Caliente hasta que la mezcla esté bien combinada.

7. Revuelva con frecuencia.

8. Agregue la leche y el extracto de vainilla y mezcle hasta que estén bien combinados.

9. Apaga el fuego.

10. Mezclar todos los ingredientes secos en un tazón y añadir en el tazón de mantequilla de almendras.

11. Mezclar hasta que se forme la masa.

12. Si la mezcla es muy seca, añadir la leche, una cucharada a la vez y mezclar bien cada vez.

13. Deje que la masa se enfríe durante 25 a 30 minutos.

14. Agregue las papas fritas de chocolate y mezcle bien.

15. Divida la mezcla en 20 porciones iguales.

16. Presione ligeramente las galletas y hágalas de aproximadamente1-5 pulgada de espesor.

17. Colocar en la bandeja para hornear preparada.

18. Deje espacio entre las galletas.

19.　　　　Hornee en un horno precalentado a 350o F durante 25 a 30　minutos o hasta que esté nado ligeramente.

20.　　　　Retirar del horno y dejar que las galletas se enfríen durante 10 a 15　minutos en la bandeja para hornear.

21.　Afloja las galletas con una espátula metálica.

22.　　　　Enfríe completamente.

23.　Las galletas sobrantes pueden transferirse a un recipiente hermético y almacenarse a temperatura ambiente durante 5 a 10 días.

24.　Para más tiempo, guarde el recipiente en el refrigerador.

25.　Puede durar un mes.